AF325098

NOTICE

SUR LES

SOURCES NATURELLES D'ACIDE CARBONIQUE

Te 163
1726 (5)

" LES TROUS „

AU MAUVAIS AIR DE NIVEZÉ (SPA).

NOTICE

SUR LES

SOURCES NATURELLES D'ACIDE CARBONIQUE

PAR

Le Dr Ach. POSKIN

Ex-chef de la clinique médicale de l'hôpital de Bavière (Liége),
Membre de la Société médico-chirurgicale de Liége,
Membre de la Société royale de médecine publique de Belgique,
Médecin consultant aux eaux de Spa.

BRUXELLES

A. MANCEAUX, LIBRAIRE-ÉDITEUR

Rue des Trois-Têtes, 12 (Montagne de la Cour)
MÊME MAISON : 17, rue de l'Impératrice et 1, place de l'Université.

1887

AVANT-PROPOS

—

Il est généralement admis que tout auteur qui se respecte, ne peut livrer à la publicité la moindre brochure sans la lester d'une préface. C'est souvent la pièce de résistance de l'œuvre, aussi avec quel amour, l'auteur la polit, la repolit !

« Cent fois sur le métier, remettant son ouvrage. »

Il y met toute sa science, toutes les fleurs de sa rhétorique pour aboutir à ce triste résultat que les trois quarts des lecteurs passeront impitoyablement ces pages si péniblement élaborées pour commencer au chapitre I.

En présence de cette indifférence bien constatée du public pour tout ce qui s'appelle *préface*, je résiste à la tentation d'en écrire une et je me borne à indiquer, dans un simple *avant-propos*, le sujet de mes recherches et le but que je me propose d'atteindre.

En publiant ces pages, j'ai voulu surtout attirer l'attention des habitants de Spa sur un phénomène curieux qui se manifeste sur leur territoire et sur le parti qu'ils pourraient en tirer dans l'intérêt de *leurs saisons*. Aux nombreux étrangers qui viennent, chaque

année, demander à nos sources et à nos bains le retour
à la santé, j'ai tenu à indiquer un nouveau motif d'at-
traction et un puissant moyen thérapeutique dont notre
administration communale voudra, j'en suis persuadé,
les faire profiter au plus tôt.

Je serai pleinement satisfait, si la publication de ce
travail me permet d'atteindre ce double but, et si, dans
une faible mesure, elle contribue à la prospérité de
notre ville d'Eaux.

Spa, 26 mars 1887.

CHAPITRE 1.

CONSIDÉRATIONS TOPOGRAPHIQUES ET MINÉRALOGIQUES
SUR LE HAMEAU DE NIVEZÉ.

Le hameau de Nivezé, distant de la ville de Spa de trois kilomètres environ, appartient à la fois aux communes de Sart et de Spa. La plus grande partie de l'agglomération se trouve sur la route de Spa à Sart en passant par la fontaine minérale du Tonnelet et le lieu dit « *Stockai* ».

Au point de vue géologique, son sol appartient au terrain ardennais de Dumont, c'est-à-dire au terrain schisto-quartzeux sans calcaire.

D'après les renseignements officiels, recueillis à l'occasion des travaux de captage de la source *Marie-Henriette*, les différentes couches de terrain sont superposées comme suit :

1° Terre arable. . . . . 0^m30

2° Tourbe herbacée avec nombreux fragments de bois fossile . . . . 0^m50

3° Argile avec débris de phyllades, de quartzo-phyllades et de gros blocs de quartzite gris bleuâtre veiné de quartz blanc . . . . . 8^m20

4° Psammite. . . . . 2^m61

5° Schistes gris. . . . . 2^m74

6° Psammite quartzeux. . . . . 2^m64

7° Phyllades gris bleuâtres d'une dureté moyenne (cette couche a une hauteur indéterminée ; le trou de sonde en a mis à nu une hauteur de . . . . 12^m71

Les roches présentent une stratification régulière du N.E. au S.O. (270°), avec une inclinaison S.E. de 80° à 85°.

En certains points, l'argile vient affleurer, ou, n'est recouverte que de quelques centimètres de terre végétale. En d'autres points la couche de roche stratifiée elle-même est à nu.

Le hameau de Nivezé, outre les deux sources ferrugineuses du Tonnelet et de Marie-Henriette, dont le captage a été fait soigneusement, possède sur son territoire un grand nombre de sources minérales. A chaque pas, l'on en rencontre sous forme de suintement d'une nature minérale, décelées par des dépôts rougeâtres abondants analogues aux boues de Nivezé, dont l'analyse a été faite par MM. Chandelon et Kupfferschlaeger, professeurs à l'Université de Liège, Swartz et Donny, professeurs à l'Université de Gand et dont voici les résultats (1) :

Eau et matière organique. 36.705
Oxyde ferrique. 33.897
   »   ferroso-ferrique 22.194
   »   aluminique. 2.500
Sulfate ferreux. 1.487
Phosphate tri-ferrique. 0.980
Anhydride silicique. 1.500
Soufre libre. 0.235
Matière organique azotée soluble dans le sulfure de carbone 0.245

Plusieurs de ces sources ont été autrefois exploitées et leurs eaux, transportées en pays étrangers, au même

(1) *De la composition des eaux minérales de Spa.* Rapport adressé au conseil communal par MM. Swarts, Donny, Chandelon et Kupfferslaeger. — Dison, 1872. Imprimerie Debois, page 50.

titre que celles de Spa. Outre la source du Tonnelet, il y avait autrefois deux sources contiguës, dont l'une existe encore dans la propriété de M. Simonis, de Verviers. Ces trois sources fournissaient de l'eau minérale aux buveurs et alimentaient l'établissement de bains de M. Briard.

A peu de distance du Tonnelet, se trouve la source du Wattroz, déjà fort négligée au commencement du xviiie siècle et tout à fait oubliée maintenant. Cette source, qui jouissait de la réputation d'être purgative, se trouve dans une prairie marécageuse, située non loin de la promenade d'Orléans, derrière la maison Jérôme et à peu de distance du ruisseau qui descend vers le chemin du Tonnelet et le traverse au pied de la rampe.

Dans le village même de Nivezé, on remarquait plusieurs fontaines minérales dont les propriétés chimiques sont attestées par des documents du xviiie siècle. La source Marie-Henriette, récemment captée pour l'alimentation de l'établissement des bains, résulte de la réunion de plusieurs de ces fontaines taries par le forage d'un puits artésien qui a réuni tous les naissants d'eau minérale.

Ces détails suffisent pour démontrer la richesse hydrologique de Nivezé, resté, malgré tout, un simple hameau dont les habitations rustiques ressemblent aux cabanes du plus pauvre des villages de l'Ardenne et ne se sont pas transformées par le voisinage de la coquette ville d'eaux.

Riche en sources minérales ferrugineuses, Nivezé possède sur son territoire une particularité digne de fixer l'attention. Une grande partie de son sol est *infecté* de ce que les paysans appellent à juste titre « *li mâle air* » (mauvais air). C'est ce phénomène que je vais entreprendre de décrire et de signaler non seulement aux touristes, amateurs de curiosités naturelles, mais aussi aux spadois désireux de voir prospérer leur ville d'eaux.

Connu de temps immémorial des habitants du hameau, ce phénomène a été mentionné en passant (1) dans quelques ouvrages traitant de Spa et de ses environs ; mais il n'a jamais fait l'objet de recherches scientifiques suivies. C'est ce qui explique pourquoi beaucoup de spadois et les nombreux étrangers qui viennent, chaque année, faire chez nous une saison de cure, ne connaissent que vaguement cette curiosité naturelle, et l'ont laissée jusqu'ici dans l'oubli. Il y a encore un autre motif, c'est la défiance des habitants de Nivezé à l'égard des curieux qui voudraient avoir des renseignements sur le phénomène ; ils cachent avec le plus grand soin cet état de leur sol par crainte de subir un préjudice dans l'échange de leurs produits agricoles.

Quoi qu'il en soit, c'est à juste titre qu'ils craignent « *li mâle air* ». Plusieurs maisons ont dû être démolies ; des puits que l'on avait tenté de creuser, ont dû être remblayés pour ce motif. Des commencements d'asphyxie, heureusement sans résultats néfastes ultérieurs, se sont produits chez des personnes qui, ne se doutant de rien, avaient couché dans des appartements situés au-dessus des points de dégagements de gaz. Le même

(1) *L. J. Dethier*. Le Guide des curieux qui visitent Spa. Liège, 1818, page 10.

Richard Courtois, D. M. Recherches sur la statistique physique, agricole et médicale de la province de Liège, 1828, page 146.

Lambert Lezaack. Traité des eaux minérales de Spa. Liège, 1837, page 204.

Th. Cutter, D. M. Notes sur Spa, 1849, page 41.

Albin Body. Promenades de Spa. Bruxelles, p. 62.

accident est souvent arrivé à des quadrupèdes et à des volailles.

Le gaz se dégage de tout le sol de Nivezé, mais principalement d'une bande de terrain large d'environ 800 mètres, se dirigeant du S.-S.-E. au N.-N.-O. La longueur de cette bande est inconnue. Les habitants de Nivezé n'en connaissent qu'une portion, commençant aux sapinières de M. Simonis, un peu au-dessus de la maison Dembourg et allant vers le Tonnelet et la source Marie-Henriette. Il est cependant probable que, si l'on faisait des recherches dans les fanges et dans la direction S.-S.-E., l'on retrouverait encore le même phénomène. Ce qui me le fait supposer, c'est l'abondance des sources ferrugineuses que l'on trouve dans cette direction.

Il existe des points où ce dégagement se fait beaucoup plus abondamment, surtout sous l'influence des variations barométriques. Les habitants de Nivezé n'ont pas, paraît-il, de meilleur baromètre pour la prévision du temps. C'est surtout en temps de pluie ou en temps orageux que le dégagement se fait le plus abondamment.

Les points où se fait ce grand dégagement de gaz sont au nombre de huit et se groupent de la façon suivante :

1° Un terrain situé immédiatement en contre-bas de la route, sous la banquette de pierre qui sépare le terrain, du chemin, au pignon de la maison de la v° Élisabeth Wilkin. Ce terrain se trouve à gauche de la route presque à l'intersection des routes de Nivezé à Wayai et de Nivezé à la route de Sart par Tiège. Le dégagement de gaz dans ce point est continuel. Il s'échappe en faisant un bruit analogue à celui que l'on perçoit en mettant l'oreille contre un poteau télégraphique. Ce bruit est perçu à distance. Pendant la nuit, et lorsque le dégagement est abondant, il s'entend parfois à une distance de 20 mètres. Lorsque la terre est humectée, le gaz produit, en traversant cette mince couche d'eau, un bouillonnement ou plutôt un crépitement analogue à celui d'une eau en ébullition. Il arrive même parfois que, sous l'influence d'un dégagement rapide de gaz, l'eau est projetée en jet à la hauteur d'un pied, puis s'écoule dans le sol.

Pourtant en ce point, il n'y a ni source superficielle, ni eaux croupissantes. Les paysans qui m'ont rapporté ce dernier fait, pour en avoir été témoins, n'ont pu me donner de renseignement sur la température de l'eau qui s'échappe de cette façon. Ce phénomène se produit sur un espace d'un pied carré sur lequel pas un brin d'herbe ne croît. C'est principalement à cet espace que les paysans ont donné la dénomination de « *Trô al mâle air* » (trou au mauvais air).

Cette source de gaz n'a pas toujours existé sous cette forme. De temps immémorial le terrain a dégagé du gaz, puisqu'une maison bâtie sur cet emplacement a dû être démolie pour ce motif. C'est seulement depuis environ cinquante ans que la source s'est ainsi *localisée*, si je puis me permettre cette expression.

A cette époque, un industriel de Bruxelles, dont je n'ai pu me procurer le nom, se basant sur je ne sais quelles données, s'associa avec un habitant de Nivezé, Laurent Remacle, pour pratiquer des fouilles en cet endroit, croyant y trouver du *soufre*. Je tiens ces détails de M. Henri Jérôme, cultivateur, à Nivezé, qui habite le voisinage et qui a vu pratiquer les fouilles. En effet, il n'est pas possible de se procurer de documents officiels à ce sujet, attendu qu'il n'existe aucune trace de demande de concession dans les archives de la commune de Sart, sur laquelle est situé le terrain. Les associés se mirent à l'œuvre ; ils creusèrent un puits de 1 mètre 50 centimètres de diamètre, et descendirent à une profondeur de 20 à 25 mètres sans rencontrer autre chose que les couches de terrain dont nous avons donné la nomenclature au début de ce chapitre. Après quatre ou cinq mois, ils durent abandonner les travaux. Le séjour dans le puits était devenu impossible à cause de l'abondant dégagement de gaz qui se faisait continuellement, surtout à l'époque des variations barométriques ; de plus, les pompes ne parvenaient plus à extraire l'eau au fur et à mesure de sa production. Cette eau, au dire de M. H. Jérôme, était de l'eau ferrugineuse. Le puits fut remblayé et l'on n'en parla plus ; mais quelque temps après, le dégagement gazeux se produisit sous la forme qu'il présente encore actuellement (1). Particularité à noter : les volailles, les oiseaux et même certains petits quadrupèdes, tels que souris, taupes, etc., s'aventurant aux environs de ce trou, sont immédiatement asphyxiés ;

2° En montant le chemin vicinal que l'on trouve vis-à-vis du « *Trô al mâle air* » au lieu dit *Pierreuse*, et un peu plus haut que la maison Dejardin-Wislet, au milieu du chemin, il se produit à certains moments, un

(1) Je ne puis résister au désir de raconter de quelle manière M. H. Jérôme s'est débarrassé du « *mâle air* » qui se dégageait d'une prairie voisine de son habitation. Le gaz s'échappait par un trou large comme un trou de taupe ; mais le terrain en était tellement imprégné qu'il ne pouvait y récolter du foin. Il eut l'ingénieuse idée de creuser au niveau du trou, une excavation de la profondeur de 1 mètre. Il revêtit les parois de cette excavation d'un mur bien cimenté et la recouvrit d'une dalle de pierre également bien cimentée. Puis, dans le sens de la pente du terrain et dans la direction du ruisseau voisin, il construisit un canal à parois imperméables qu'il mit en communication avec l'excavation citée plus haut. L'événement justifia ses prévisions. Le gaz s'échappa du côté du ruisseau et n'infecta plus la prairie. Dès l'année suivante, il y récolta du foin en aussi grande quantité que dans les prairies voisines.

phénomène analogue, mais avec une intensité moins grande;

3° En montant toujours le même chemin, l'on arrive à la maison Dembourg. Au coin de l'habitation de celui-ci, on retrouve le même dégagement de gaz. Ici, il est assez abondant pour avoir obligé le propriétaire à boucher un puits qu'il avait entrepris de creuser et à abandonner une étable à cochons qu'il avait construite récemment. En effet, lors d'un dégagement rapide de gaz, deux porcs qui se trouvaient dans l'étable furent asphyxiés et ne revinrent à la vie qu'après un séjour prolongé au grand air;

4° A droite du chemin que nous venons de monter, se trouve un chemin vicinal parallèle, aboutissant également à la maison Dembourg. En descendant ce chemin et un peu au-dessus de la maison Gernay-Bertrand, au lieu dit *Grands-Acquis*, il existe un gîsement de terre plastique qui a été exploité mais qui a dû être abandonné à cause du dégagement de gaz;

5° La cave, située sous la maison du garde-barrière du chemin de fer de l'État présente, mais seulement à certaines époques, le même phénomène;

6° En suivant la route qui revient au Tounelet, à peu de distance de l'école communale, et à droite du chemin, la cave située sous la maison Gerlach-Raskin, est souvent inhabitable à cause de l'abondance du gaz. Il est parfois arrivé qu'en ouvrant la porte de la cave, la lumière que l'on portait à la main, s'éteignait subitement. Les habitants de la maison ont, du reste, toujours la précaution, avant de descendre dans la cave, d'y descendre une lumière afin de juger de la quantité de gaz y contenu. Habituellement, il y a un matelas de gaz d'une certaine épaisseur au niveau du sol. On peut s'en assurer en déposant la lampe sur le sol : ou bien, elle s'éteint, ou bien, elle brûle à peine. Particularité à noter: les pommes de terre déposées dans la cave n'y germent jamais et les viandes s'y conservent très bien pendant longtemps ;

7° La buvette de la fontaine minérale du Tonnelet, contient aussi beaucoup de gaz. Celui-ci ne provient pas seulement de l'eau minérale, mais aussi en grande partie, du sol dans lequel est creusée la buvette.

En effet, quoique l'eau minérale de cette source soit très gazeuse (1), le gaz qui s'échappe de l'eau ne serait pas suffisant pour en amener d'aussi colossales quantités que celles que j'y ai constatées. Un fait suffirait à le prouver : avant le Hall, qui a été construit récemment pour loger la fontaine, celle-ci était abritée par un bâtiment à colonnades. La fontaine était au milieu et le niveau de beaucoup plus élevé que maintenant. De chaque côté de la fontaine, il y avait deux petits salons occupés par le fermier de la source et sa famille. A certaines époques coïncidant avec une diminution de la pression barométrique, le fermier dut abandonner son logement à cause d'un commencement d'asphyxie qui s'était produit.

Les étrangers, qui se rendent à cette fontaine, ont été souvent témoins d'accidents, arrivés à des chiens qui les accompagnaient à la buvette de la fontaine. Ces chiens tombaient asphyxiés et étaient pris de convulsions violentes par suite d'un fait analogue à celui de *la célèbre grotte du chien à Naples.*

(1) L'eau minérale du Tonnelet est beaucoup plus gazeuse que ne l'indique l'analyse de 1872. Il ne faut pas perdre de vue que c'est l'eau de l'ancien Tonnelet qui a été analysée. Depuis lors, l'on a exécuté des travaux de captage qui ont augmenté sa teneur en gaz.

·Le phénomène est surtout apparent lorsque le temps va se mettre à la pluie, c'est-à-dire, lorsque la pression barométrique diminue. Je m'y suis rendu le **20** janvier dernier par un temps de brouillard et de pluie et voici ce que j'ai noté :

Une bougie allumée, descendue dans la salle de la buvette commence à pâlir à la hauteur de **2** mètres 50 centimètres et s'éteint subitement à la hauteur de 1 mètre 75 centimètres du sol. Il arrive souvent, me dit le fermier, qu'une lampe portée à la main s'éteint brusquement lorsque l'on arrive sur le palier de l'escalier qui conduit de la salle du restaurant à la buvette, ce qui porte la hauteur de la couche de gaz à environ 5 mètres du niveau du sol.

Après avoir noté soigneusement le nombre de respirations et de pulsations du pouls, je suis descendu à la buvette de la source et voici ce que j'ai ressenti.

Sensation de picotement dans le nez analogue à celle que l'on ressent après avoir bu une boisson très gazeuse.

Picotement à la peau de la figure et des mains suivi de rougeur.

Céphalalgie frontale, vertige.

Pouls (en comptant par 1/4 de minute) :

Avant l'expérience . . . .   80 pulsations par m.

    1/2 minute après la descente. 100   —   —

1 1/2   —   —   148 —   —

Respiration (en comptant par 1/4 de minute) :

Avant l'expérience. . . . . .   20 resp. par m.

    3/4 de minute après la descente. 28   —   —

1 1/2   —   —   —   36   —   —

2 1/2 minutes après la descente. . 50   —   —

Après un séjour de **2** 1/2 minutes dans cette atmosphère, *dans la station debout,* la place n'est plus tenable; la dyspnée est devenue trop intense et l'asphyxie allait commencer.

A noter que, contrairement à ce que disent les auteurs, à propos de l'empoisonnement par l'acide carbonique, le pouls, au lieu d'être ralenti au début, est au contraire accéléré tout en restant parfaitement régulier. J'ai cependant renouvelé plusieurs fois l'expérience toujours avec le même résultat.

Après quelques minutes de séjour à l'air pur, le pouls a repris son rythme normal. Il resta seulement un peu de dyspnée qui a persisté pendant environ six heures et le picotement à la peau qui a persisté pendant environ deux jours. La céphalalgie frontale a duré pendant un jour, et a été remplacée pendant environ deux jours par une violente migraine. Pour ce dernier phénomène, je ne sais si je dois l'attribuer à l'intoxication par l'acide carbonique attendu qu'il m'arrive de temps à autre d'être atteint de cette affection.

On peut juger par cette expérience que nous sommes loin du petit effet de la *grotte du chien à Naples,* signalé à l'admiration des touristes par tous les guides de voyageurs. Il ne s'agit pas, en effet, comme à Naples, d'une couche de gaz de deux pieds de hauteur, mais d'une couche de gaz de plusieurs mètres de hauteur.

8° Le terrain sur lequel est situé la source Marie-Henriette est également le siège d'exhalaisons semblables. Lors du captage de cette source (1) « aussitôt que » la roche fut mise à nu, en même temps que les sources » minérales voisines tarirent, *de nombreux naissants*

---

(1) Voir à ce sujet la brochure de M. Albin Body : *Notices sur le nouvel établissement de bains de Spa.* — Liège, impr. Severyns, 1868.

» *d'acide carbonique* et d'eau **minérale** se manifestèrent sur
» plusieurs points de la surface ainsi mise **à découvert.** »

Les terrains environnants donnent encore actuellement naissance à une foule de sources ferrugineuses et à des exhalaisons d'acide carbonique.

Il serait possible de trouver encore d'autres points de dégagement de gaz que ceux que je viens de signaler, n'était la défiance instinctive des paysans de Nivezé contre tout ce qui leur semble une curiosité inutile et de nature à leur porter préjudice. Néanmoins, les détails que je viens de donner, suffisent pour attirer l'attention sur un phénomène naturel intéressant et sur le parti à en tirer dans l'intérêt de notre thérapeutique thermale.

CHAPITRE II.

Le « *mâle air* » (mauvais air) de Nivezé est de l'acide
carbonique. Les caractères physiques, chimiques et
physiologiques dont il est doué, mettent ce point hors
conteste. C'est un gaz plus pesant que l'air atmosphérique, d'une odeur piquante, aigrelette, éteignant les
corps en ignition. Il est irrespirable et détermine
d'abord une dyspnée intense et une asphyxie rapide-
ment mortelle ; de la céphalalgie frontale et des vertiges. Il irrite d'abord, puis anesthésie la peau ; il accélère
d'abord le pouls, puis le ralentit ; enfin il arrête la ger-
mination des semences et la pullulation des microbes.

Ces caractères que nous avons déjà indiqués dans le
courant du chapitre précédent, sont les principaux
caractères de l'acide carbonique.

Le gaz carbonique de Nivezé, connu de temps immémorial des habitants du hameau, a été signalé pour la
première fois par L. J. Dethier (1) :

« Caves de quelques maisons du hameau de Nivezé
» près du Tonnelet qui, en certain temps de l'année,
» se remplissent d'un air méphitique mortel pour les
» petits quadrupèdes qui y rôdent. C'est probablement
» de l'acide carbonique. »

Le docteur R. Courtois dit à propos du Tonnelet (2) :

« Les deux fontaines se trouvent à environ trois

(1) L. J. DETHIER (de Theux), *loc. cit.*, page 10.
(2) RICHARD COURTOIS, D. M., *loc. cit.*, page 146.

» milles au N.-E. de la Sauvenière, sur une pente
» douce, dans un terrain marécageux d'où jaillissent
» encore plusieurs eaux ferrugineuses et tellement impré-
» gnées d'acide carbonique que plusieurs caves d'un
» hameau voisin, à l'approche de certaines variations
» de l'atmosphère, s'en remplissent à tel point que les
» chandelles s'y éteignent et que les animaux y tombent
» asphyxiés. Ces mêmes caves passent pour être plus
» propres que d'autres à conserver frais les légumes et
» les viandes. »

Le docteur L. Lesaack (1) cite presque textuellement
le même passage. Il ajoute seulement que c'est lorsque
le vent change au nord que le dégagement se fait le
plus abondamment. Cette assertion est très hasardée et
n'est pas probable.

Le docteur Th. Cutler (2) le signale également dans
son ouvrage « *Notes sur Spa* » :

« A dix minutes du Tonnelet, il existe dans l'une
» des habitations rustiques dont se compose le hameau
» de Nivezé, une cave qui, à certaines époques de
» l'année, se remplit de gaz acide carbonique. »

Albin Body (3) écrit à propos du même phénomène :

« Nombre de ses chaumières disséminées et entourées
» de vergers sont bâties sur des gisements de tourbe et
» le sol y donne passage à des exhalaisons d'acide car-
» bonique, véritables mofettes que les paysans appellent
» le « *mâle air* » le mauvais air. A certaines époques et
» par une pression barométrique déterminée, les caves,
» les chambres même de ces demeures sont saturées de

(1) L. LESAACK, *loc. cit.*, p. 204.
(2) TH. CUTLER, *loc. cit.*, p. 41.
(3) ALBIN BODY, *loc. citut.*, p. 62.

» ce gaz au point de devenir inhabitables. On pourrait
» répéter ici les expériences si connues de *la fameuse*
» *grotte du chien.* »

Je bornerai là mes citations pour ne pas allonger inutilement ce chapitre. Il est probable que d'autres auteurs ont encore fait mention du même fait en se répétant les uns les autres comme le lecteur a pu déjà s'en apercevoir par les extraits que je viens de citer. Cependant les ouvrages les plus récents sur Spa n'en font pas mention.

Quelle est l'origine de l'acide carbonique si abondant dans le sol de Nivezé?

A l'époque où je ne connaissais que le « *trô al mâle air* », le trou au mauvais air, situé en contre-bas de la route de Nivezé à Wayai, au pignon de la maison de la ve Élisabeth Wilkin, je m'expliquais le phénomène de la façon suivante : le gaz provenait d'une source minérale très gazeuse, située à une certaine profondeur, aboutissant à un réservoir naturel, d'où le gaz s'échappait par les nombreux pores du terrain tourbeux.

En apprenant le résultat des fouilles pratiquées antérieurement, et l'existence de nombreux naissants d'acide carbonique en différents points du sol de Nivezé, je dus renoncer à cette idée.

A la recherche d'une explication, je risquais fort de m'égarer sur le terrain de la géologie, dont l'étude fait partie du programme de nos universités, mais d'une façon plus que sommaire pour les étudiants qui se destinent à la médecine.

Je fis d'abord cette remarque, qui, comme nous le verrons plus loin, avait déjà été faite longtemps avant moi : Le terrain de Spa est le terrain ardennais de Dumont; c'est-à-dire du terrain schisto-quartzeux sans calcaire.

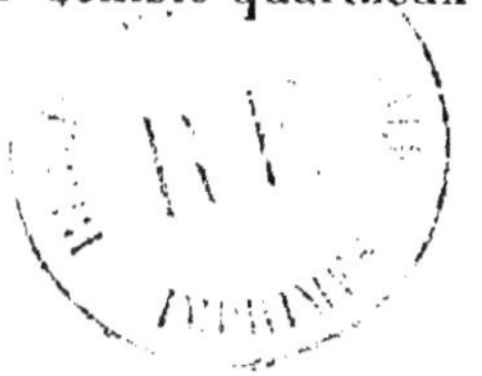

2

Toutes les eaux douces employées en boisson ne contiennent aucun sel calcaire; or toutes les eaux minérales contiennent du bicarbonate de chaux, quelquefois en assez grande quantité :

Pour 1000 parties : bicarbonate de chaux.

Le Pouhon Pierre le Grand contient	. . . .	0,0405
Le Tonnelet	—	0,0561
Nivezé (Marie-Henriette)	—	0,0621
La Sauvenière	—	0,1265
Le Groesbeck	—	0,0567
La Géronstère	—	0,1616
Barisart	—	0,0414
Bains (Réservoirs sud)	—	0,0679

Une autre remarque, c'est la constance de la température des différentes sources, l'hiver ou l'été; malgré les écarts de la température extérieure, celle de l'eau minérale varie à peine de quelques dixièmes de degré.

Ces différentes remarques m'amenèrent à cette conclusion que les eaux devaient provenir d'une assez grande profondeur et d'une assez longue distance en raison de la constance de leur température et de leur teneur en sels calcaires.

La formation de l'eau minérale est donc un phénomène d'ordre géologique. C'était donc vers la géologie que je devais tourner mes regards et diriger mes recherches, afin de résoudre la question d'origine du gaz acide carbonique. En effet, les sources minérales et les sources d'acide carbonique doivent avoir vraisemblablement la même origine et doivent s'expliquer par les mêmes causes naturelles.

Recherchons donc l'origine des eaux minérales de Spa et nous aurons la solution du problème que nous avons entrepris de résoudre.

Le docteur J. P. de Limbourg (1) assigne aux eaux minérales de Spa une origine souterraine. D'après lui, « les sources minérales doivent leur origine aux vapeurs » souterraines parce que ni les pluies, ni les neiges, ni » les vapeurs de l'atmosphère n'influent sur leurs qua- » lités... Pour la formation des eaux minérales, il faut » supposer des espèces de volcans souterrains d'où les » vapeurs acides, sulfureuses, portées sur des terres » calcaires ou d'autres terres appropriées les dissolvent » en partie et les changent en partie en alcali; et des » vapeurs aqueuses que la chaleur des volcans, qui sont » voisins aux collections d'eau dont elles partent, rend » plus abondantes..... Les tremblements de terre, qui » sont précédés ou accompagnés d'une disparition, » ensuite d'un gonflement de diverses sources, témoi- » gnent leur influence sur l'élévation des eaux. »

L. J. Dethier (de Theux) (2) prétend que les sources minérales de Spa sont en communication avec les volcans éteints de l'Eifel. Voici le passage auquel je fais allusion : « Toutes ces fontaines, à ce qu'il paraît, sortent d'une » sorte de roche schisteuse à filons quartzeux très » communs en Ardenne et comme nous l'avons annoncé » des premiers, il y a nombre d'années, sont imprégnées » en diverses proportions de gaz acide carbonique, de » carbonate de chaux, de soude, de fer, etc., tenus en » dissolution par cet acide plus ou moins en excès ; » quelques-unes ont aussi en dissolution du carbonate » de magnésie, du carbonate de potasse, du muriate de » soude, de l'hydrogène sulfuré et quelquefois un peu

---

(1) J. P. DE LIMBOURG. *Traité des eaux de Spa.* Liége, Desoer, 1756, pages 60, 117, 123.

(2) L. J. DETHIER. *Loc. citat.*, page 5.

» de sulfate de chaux. Leur abondance et leur tempéra-
» ture semblent être à peu près toujours les mêmes,
» indépendamment des changements, et ce qui n'est pas
» moins remarquable, tandis qu'elles ont en dissolution
» beaucoup de chaux carbonatée, le sol environnant ne
» présente à l'observateur ni roche, ni terre calcaire
» quelconque, et même les sources d'eau douce qui y
» sont aussi bonnes que communes, ne donnent non plus
» à l'analyse aucun indice de cette substance pour ainsi
» dire étrangère à l'Ardenne. Tout cela ferait conjecturer
» que les eaux minérales proviennent d'une bien grande
» profondeur et qu'elles pourraient avoir quelque rap-
» port souterrain avec ces anciens volcans éteints dont
» on retrouve des cratères à dix et douze lieues au S.-E.
» vers les sources de la Kyll; car on a observé que le
» tremblement de terre qui, en 1692, se fit sentir parmi
» toute la Belgique, causa la plus forte commotion dans
» ces sources minérales et y opéra même des change-
» ments tels qu'il en est quelques-unes, entre autres le
» Pouhon, qu'on ne reconnut plus tout d'abord au goût,
» qui pourtant n'en devint ensuite que plus fort et plus
» piquant. La Géronstère, changeant de place, commença,
» dit-on, à couler un peu plus bas que son ancienne
» source, dont on remarque encore l'emplacement dans
» un marécage voisin rempli d'une boue ochreuse. »

Nous retrouvons à peu près le même passage, repro-
duit presque textuellement dans l'ouvrage du docteur
Courtois (1).

La région volcanique à laquelle Dethier fait allusion
est l'Eifel qui se trouve à une distance de douze lieues
environ de Spa (à vol d'oiseau). Les anciens volcans de

(1) Dr R. COURTOIS. *Loc. cit.*, page 147.

cette région sont : Falkenlei, Hohe-Acht, Nürbourg, Mosenberg, Nerother-Kopf, Wartesberg, Erensberg, Scharteberg, Fœrmerich, etc. Les cratères de ces anciens volcans sont devenus des lacs quelquefois d'une grande profondeur. Les principaux sont : les lacs Gemünden, Mœuseberg, Weinfelden, Schalkenmehren, Pulver-maar, etc.

Ce qui pourrait donner de la vraisemblance à la supposition de Dethier, c'est le nombre considérable de sources acidules de la région de l'Eifel. Pour n'en citer que quelques-unes parmi les plus connues, nous trouvons aux environs de ces anciens volcans les sources de Neuenahr, Bertrich, Apollinaris, Birresborn, Steinborn, Heppingen, Landskron, etc. Nous retrouvons aussi dans cette même région un phénomène analogue à celui de Nivezé. Entre Hillesheim et Daun, à l'étang de Dreis (Dreiser Weiher), il existe une prairie marécageuse qui donne lieu à des exhalaisons d'acide carbonique. Dans la vallée de l'Ahr, Neuenahr présente, outre ses sources minérales, des dégagements abondants d'acide carbonique. Au village de Beul et plus loin à Remagen, il existe encore de nombreuses sources d'acide carbonique, déjà connues au xiie siècle. Les caves des habitations et presque tous les puits contiennent de l'acide carbonique.

La relation des sources minérales de Spa, avec la région volcanique de l'Eifel, est aussi confirmée par le nombre considérable de sources minérales de la contrée qui sépare notre ville d'eau de l'Eifel.

Voici les sources actuellement connues :

Juslenville (Spa) : source thermale très abondante au milieu du ruisseau ;

Theux : 2 sources ;

Spa : 7 sources exploitées, sans compter une quantité de sources banales répandues sur tout le territoire de la commune;

Desnié (La Reid) : 3 sources dont l'une est surnommée le Trou du Pouhon;

Jalhay (Dolhain) : quantité de sources disséminées sur le plateau des Fagnes entre la Gileppe et la Hoëgne; une source sous le hameau de Surister et 22 autres petites sources dans la vallée de la Hoëgne, entre Solwaster (Sart), et le moulin de Jalhay;

La Gleize (Stavelot) : 2 sources minérales près du hameau de Ruy;

Aywaille : 2 sources dans la vallée de l'Amblève, le puits Haard et la Saint-Remacle;

Burnontiche : 2 sources;

Oiseaumont : 1 source entre Burnontiche et Werbomont;

Bru (Chevron) : 4 sources : Petit Bru, sous Targnon; Grand Bru, appelé fontaine de Nivarlet, Grand Pouhon d'Ardenne, et, deux autres sources plus petites non dénommées;

Ernonheid (Ferrières) : 1 source dite du Pouhon;

Pouhon (Werbomont) : 1 source;

Francorchamps : 1 source;

Stavelot : 3 sources : Blanchimont, la Saint-Remacle et le Pouhon du rivage;

Henri-Moulin : 1 source entre Côo et Trois-Ponts;

Grand-Halleux : 2 sources dont l'une au milieu de la rivière la Salm;

Bois du Pays (Grand Menil) : 1 source;

Marcour (La Roche) : 1 source (Saint-Thibaut);

Mont (Bastogne) : 1 source;

Malmedy (Prusse) : 6 sources : la source de Xhoffray, le Pouhon des Cuves, le Pouhon des îles, la source pétrifiante de Beverscheid, le Pouhon de la Vaulx, le Pouhon de Géromont ;

Mondorf (Grand-Duché) : sources chlorurées sodiques chaudes ;

Et toutes les sources que nous avons citées plus haut et qui sont au voisinage immédiat de l'Eifel.

Evidemment toutes ces sources rassemblées sur un aussi petit territoire reconnaissent la même origine, c'est-à-dire une origine volcanique. D'ailleurs toutes les sources minérales actuellement connues peuvent revendiquer la même origine. Leur apparition et leur maintien sont intimement liés à l'activité volcanique. Si l'on considère leur situation géographique, on pourra s'assurer qu'elles sont au voisinage d'anciens volcans éteints dont on retrouve des traces aux environs. Les sources si nombreuses du massif de l'Auvergne (Mont-Dore, Bourboule, etc.), des Vosges (Bussang, Plombières, Contrexeville, etc.), des Pyrénées (Cauterets, les Bagnères, Aix, etc.), des monts Taunus (Hombourg, Schwalbach, Wiesbaden, etc.), peuvent revendiquer une origine volcanique.

De tout ce qui précède, nous pouvons conclure que les exhalaisons d'acide carbonique sont aussi d'origine volcanique. Cette opinion est confirmée par le passage suivant extrait du livre de Debauve (1) :

« La phase dernière de l'activité volcanique, c'est un
» dégagement d'acide carbonique sans élévation de tem-
» pérature. Dans les lieux où se manifestent ces émana-

---

(1) *Manuel de l'ingénieur des ponts et chaussées*, par A. DEBAUVE. 3ᵐᵉ fascicule : *Géologie et Minéralogie*, p. 9. Paris, Dunod, éditeur, 1872.

» tions continues de gaz acide carbonique, on reconnait
» l'existence d'anciens volcans dont ces dégagements
» sont le phénomène terminal. C'est ce que l'on observe de
» la façon la plus remarquable en Auvergne où existait
» une foule de sources acidules, c'est-à-dire chargées
» d'acide carbonique. Pendant qu'il créait les mines de
» Pont-Gibaud, M. Fournet eut à lutter contre ces éma-
» nations qui, parfois, s'effectuaient avec une puissance
» explosive. Des jets d'eau s'élançaient à de grandes
» distances dans les galeries en ronflant comme la
» vapeur qui s'échappe de la chaudière d'une locomotive.
» Le liquide qui remplissait un puits abandonné de
» l'exploitation fut à deux reprises soulevé par de
» violentes effervescences. Elles vidèrent à moitié cette
» excavation et les torrents de gaz, se répandant dans la
» vallée, asphyxièrent un cheval et un troupeau d'oies.
» Les mineurs étaient obligés de s'enfuir en toute hâte
» au moment des éructations gazeuses et ils devaient se
» tenir droits afin de ne pas plonger la tête dans l'acide
» carbonique que sa pesanteur maintient vers le bas des
» galeries. Il y a loin de là au petit effet de la *Grotte du*
» *Chien* qui, près de Naples, excite la surprise des
» badauds et qui se propage dans tous nos livres comme
» si la France n'avait pas aussi *ses merveilles de la*
» *nature*. Le même fait se manifeste avec une intensité
» bien supérieure à *Java*, dans la vallée dite du *Poison*,
» qui est pour les habitants un véritable objet de terreur.
» Dans cette vallée redoutable, le sol est partout couvert
» de squelettes et de carcasses de tigres, de chevreuils,
» de cerfs, d'oiseaux et même d'ossements humains, car
» l'asphyxie frappe tout être vivant qui s'aventure dans
» ces lieux désolés. »

Il ne peut donc rester de doute, quant à l'origine du gaz acide carbonique de Nivezé. C'est le résultat de la phase dernière de l'activité volcanique. Nous n'avons pas, que je sache, de volcans éteints plus proches que ceux de l'Eifel et il n'est pas besoin de recherches plus longues pour affirmer les relations qui existent entre cette région et le territoire de Nivezé. En effet, les Fagnes qui dominent Spa et les montagnes voisines appartiennent à la même période géologique que l'Eifel. C'est un ensemble de montagnes qui s'est élevé à la même époque et dans le même soulèvement géologique de l'écorce terrestre. Cet ensemble forme un immense plateau de sept myriamètres de longueur, couronné par les Fagnes et s'étendant depuis les environs de Schleiden (Prusse) jusqu'à ceux de Beaufays (Liège) (1). L'Eifel se trouve sur l'un des versants (S.-E.), Spa se trouve sur l'autre (N.-O.).

J'ai pourtant fait quelques recherches aux environs de Spa. Entre le hameau de Lavenne (La Gleize) et la cascade de Côo, il existe une montagne assez élevée ayant la forme d'un pain de sucre. J'ai profité des travaux que l'on exécute actuellement au chemin de fer de l'Amblève et au tunnel que l'on creuse à travers cette montagne, pour rechercher si l'on ne trouvait pas de *lave* proprement dite dans cette région. Je me suis adressé à la direction des travaux, mais les renseignements que j'en ai reçus, n'ont pas confirmé mon opinion.

En 1830, L. J. Dethier (2) avait remarqué qu'à Stavelot et à Malmedy, les tanneurs se servaient de pierres

----

(1) *Spa. Les hautes Fagnes*, par H. SCHUERMANS. Impr. Josz, ingénieur, à Vilvorde, 1886.
(2) L. J. DETHIER, cité par H. DARDONVILLE, *Des eaux minérales de Spa*. Liège, 1830.

lavaires pour moudre leurs écorces : « Depuis que,
» dit-il, retiré dans nos montagnes franchimontoises, j'ai
» pu donner encore quelques moments de plus à l'étude
» de la simple nature qui fit toujours mes délices,
» l'occasion s'était présentée souvent d'examiner l'espèce
» de pierres bien remarquables qui servent à moudre
» les écorces pour les fameuses tanneries de Malmedy
» et de Stavelot ; et je m'étais chaque fois affermi de
» plus en plus dans l'idée dont je fus frappé à leur pre-
» mier aspect : c'est que ces pierres, d'un brun gri-
» sâtre, assez tendres, fort poreuses et comme boursou-
» flées renfermant par ci par là des globules et des
» petits fragments d'une matière en apparence vitrifiée,
» les uns d'un beau noir luisant, les autres d'un rouge
» jaunâtre, disposés par lames émaillées minces et cas-
» santes ne sont que des produits d'anciens volcans, en
» un mot des *laves*... »

D'où provenaient *ces laves* de Stavelot et de Malmedy ? Mon excellent confrère, M. le docteur Otte, de
Stavelot, a bien voulu prendre quelques renseignements
à ce sujet. Voici ce qu'il m'a communiqué : Les pierres
meulières, dont il est parlé dans le passage cité plus
haut, servent encore actuellement pour moudre les
écorces. Elles proviennent de Hohenfels près de Gerol-
stein sur la Kyll (Eifel). Il n'existe pas de produits semblables sur le sol ardennais. Ce dernier renseignement
emprunte une valeur particulière à ce fait que M. le
docteur Otte pratique la médecine dans ces contrées
depuis un grand nombre d'années et qu'il a parcouru à
pied tous les coins et recoins de cette région.

A Spa, nous possédons un gisement remarquable de
roche feldspathique, mais pas *de lave* proprement dite.

Cette roche feldspathique simple d'*origine plutonienne* est l'*eurite* ou *hyalophyre pailleté* de Dumont. Elle forme un banc assez considérable qui vient affleurer dans la montagne à laquelle est adossé le Parc de Sept-Heures et s'étend dans la direction du cimetière.

Enfin l'on m'a assuré, mais je n'ai pu vérifier le fait, que, du côté du village de Hockai, l'on pourrait, en faisant quelques recherches, retrouver des vestiges d'anciens volcans (1).

(1) Renseignement de M. le docteur J. Lesaack, inspecteur des eaux minérales de Spa.

CHAPITRE III.

Acide carbonique. Action physiologique. — **Nous**
allons résumer brièvement l'action physiologique de
l'acide carbonique.

Le gaz carbonique représente la phase ultime des
métamorphoses organiques. C'est le produit terminal
de l'oxydation des tissus et du sang. Des tissus et du
sang, il passe dans l'air atmosphérique principalement
par le jeu normal des poumons, mais aussi par la peau
et les muqueuses pour une faible partie. La production
de l'acide carbonique par l'organisme est un phénomène
nécessaire à la vie animale; la quantité dégagée par les
diverses voies représente la somme des oxydations, c'est-
à-dire la quotité de chaleur animale nécessaire au fonc-
tionnement régulier de l'organisme. De plus, l'acide
carbonique est un agent d'excitation nécessaire aux
fonctions les plus importantes de la vie, principalement
à la respiration et à la circulation. Les phénomènes
toxiques qui se manifestent du côté des centres pneumogastrique, respiratoire et vaso-moteur, dans l'empoisonnement par l'acide carbonique, ne sont qu'une exagéra-
tion des processus physiologiques normaux.

Le séjour dans une atmosphère fortement chargée
d'acide carbonique donne lieu aux symptômes que nous
avons exposés dans les chapitres précédents : anxiété,
céphalalgie, vertiges, bourdonnements d'oreilles, ivresse;
puis dyspnée, ralentissement du pouls, dilatation du

cœur, élévation de la pression sanguine, convulsions générales, cyanose avec pâleur de la peau, diminution progressive de la pression sanguine et mort par paralysie respiratoire.

Dans cet empoisonnement il y a deux phases : une phase d'excitation et une phase de paralysie. Les centres respiratoires pneumogastrique et vaso-moteur sont fortement excités, puis paralysés.

Le séjour dans une atmosphère d'acide carbonique, les voies respiratoires étant à l'air libre, donne lieu d'abord à une excitation des nerfs périphériques puis à une paralysie. Ces phénomènes se manifestent par un picotement et une turgescence de la peau, puis par une anesthésie de la région soumise à l'action du gaz.

Mis en contact avec des plaies, le gaz carbonique provoque une cuisson légère, une augmentation de la rougeur, puis de l'anesthésie.

Action thérapeutique. — L'emploi de l'acide carbonique en thérapeutique date déjà de longtemps. Sous forme d'eaux gazeuses naturelles ou artificielles, l'acide carbonique, surtout en ces dernières années, a pris une grande vogue. Il est employé journellement à l'intérieur comme rafraîchissant et désaltérant et surtout pour combattre certaines affections et divers symptômes ayant leur siège dans l'estomac ; nausées, vomissements, catarrhe chronique de l'estomac, etc.

Nous n'avons pas l'intention d'examiner l'emploi thérapeutique des eaux chargées d'acide carbonique. Nous nous bornerons à étudier brièvement l'action thérapeutique de l'acide carbonique sous forme de gaz, parce que son emploi sous cette forme est un des moyens médicaux employés dans certaines villes d'eaux comme

Vichy, Saint-Moritz, Rehme, Nauheim, Ems, Kissingen, etc., et que nous voudrions le voir employer à Spa dont il augmenterait les ressources thérapeutiques et la clientèle balnéaire.

Les maladies où le gaz carbonique est employé comme tel sont :

a) *Les maladies des voies digestives; en inhalations,* dans la pharyngite folliculaire et l'angine chronique; *en déglutitions,* dans la dyspepsie pour faciliter les digestions et empêcher les vomissements de matière muqueuse.

b) *Les maladies des voies respiratoires; en douches locales,* dans l'ozène résultant d'une inflammation chronique de la membrane de Schneider;

En inhalations, dans les catarrhes chroniques simples du larynx et des bronches surtout s'il s'agit d'un catarrhe torpide sans tendance aux exacerbations inflammatoires;

En inhalations, dans la tuberculose et la phtisie lorsqu'il n'y a pas menace d'hémoptysie ou de congestion pulmonaire;

En inhalations, dans l'asthme avec emphysème pulmonaire, surtout dans l'asthme nerveux (catarrhe sec de Laënnec) au moment des accès et même en dehors des accès.

c) *Les maladies des organes génito-urinaires; en douches locales,* dans les processus ulcéreux du col de l'utérus; dans l'aménorrhée, la stérilité quand ces affections dépendent d'un état atonique de l'utérus, d'une métrite chronique sans phénomènes inflammatoires aigus, dans la leucorrhée et les névralgies de l'utérus.

d) *Les maladies de l'appareil locomoteur; en bains et douches,* dans le rhumatisme chronique articulaire et musculaire; dans les paralysies dites rhumatismales, c'est-à-dire d'origine périphérique; les paralysies des paupières supérieures résultant de l'action du froid;

e) *Les maladies du système nerveux; en bains et douches,* dans les névralgies rebelles, surtout celles d'origine rhumatismale, les anesthésies cutanées des hystériques, les névralgies de la cinquième paire, les odontalgies, la paralysie douloureuse des écrivains.

f) *Les maladies des organes des sens; en douches locales,* dans les surdités résultant d'une affection chronique du conduit auditif, les otorrhées surtout d'origine scrofuleuse, les paracousies; dans les conjonctivites et les kératites ulcéreuses, les iritis, les amauroses rhumatismales confirmées surtout au début.

g) *Les maladies de la peau; en douches locales ou générales,* dans les affections pustuleuses de la peau, l'acné, la mentagre, le porrigo decalvans, le lichen, le prurigo, l'eczéma chronique et le psoriasis.

Boues minérales de Nivezé. Nous avons donné dans le chapitre I, l'analyse des boues de Nivezé. C'est la moyenne d'une série d'analyses exécutées en 1872 par **MM.** les professeurs Donny, Swarts, Chandelon et Kupfferschlaeger.

Action physiologique. — L'action physiologique des bains de boue a été peu étudiée. Cette méthode de balnéation a d'abord été employée empiriquement et c'est à la suite de beaucoup de tâtonnements que l'on a pu en donner les indications thérapeutiques. C'est dire que l'action physiologique a été reléguée au second plan et n'a été étudiée qu'après l'action thérapeutique.

L'action physiologique des bains de boue est très complexe; elle résulte de l'action des différents éléments qui entrent dans la composition des boues et de leur densité, de la température de celles-ci et pour une certaine part, de la constitution du malade qui en fait usage.

Les symptômes, résultant de l'immersion du corps ou d'une partie du corps dans un bain de boue, sont d'abord un sentiment de pesanteur et d'oppression qu'explique la densité du milieu. Les phénomènes d'excitation sont en raison de la température du bain. Au bain succède un sentiment de force et de bien-être remarquable ; en même temps, une émission d'urine quelquefois assez considérable, plus souvent des sueurs abondantes, quelquefois des éruptions diverses érythémateuses ou autres ; rarement des phénomènes que l'on puisse appeler critiques. Boschan (1) assigne ce caractère à des sueurs quelquefois fétides et à une éruption appelée *éruption des baigneurs*. Cette éruption, miliaire avec prurit, se montre souvent par places isolées. Elle atteint souvent et même exclusivement les parties atteintes de goutte, de rhumatisme ou de paralysie. A Saint-Amand (France), Charpentier ne signale que des démangeaisons générales sans éruption. Les symptômes douloureux sont d'abord aggravés, mais l'aggravation est de peu de durée. L'action physiologique peut donc se résumer en trois mots : l'activité spéciale des bains de boues s'exerce dans un sens *tonique*, *excitant* et *résolutif*.

Action thérapeutique. — Les affections justiciables des bains de boues sont :

a) Les affections rhumatismales chroniques, surtout

____

(1) Dr BOSCHAN. *Die salinischen Eisen-Moorbäder in Franzensbad und ihre Heilwirkungen*, 1848.

les déterminations musculaires, ligamenteuses, tendineuses, aponévrotiques et cartilagineuses de ces affections.

b) Les maladies articulaires suites d'entorse, de chute, d'affections scrofuleuses, les fausses ankyloses, effets de luxation et de fracture.

c) Les plaies calleuses, fistuleuses et les engorgements même passés à l'état d'induration du tissu cellulaire.

d) Certaines affections de la peau, comme l'*éphidrosis* (sueurs anormales) et l'affection contraire caractérisée par la sécheresse et le refroidissement habituel de la peau ; l'eczéma, le lichen et le psoriasis.

e) Certaines affections névralgiques d'origine périphérique c'est-à-dire rhumatismale.

Il y a près d'un siècle qu'un pharmacien de Spa (1), avait proposé d'employer le gaz acide carbonique extérieurement. Dans une brochure publiée en 1802, Briart eût voulu que la source du Tonnelet fût voûtée de façon à emprisonner l'acide carbonique au-dessus de la source. Il voulait construire une arche en forme de pyramide quadrangulaire tronquée, surmontée d'une voûte hémisphérique avec une base de deux pieds carrés et une hauteur en proportion : « A un côté et un peu plus haut » que la moitié de l'élévation, il y aurait un petit robinet » de quatre lignes de diamètre et en bronze pour l'usage » des buveurs. Un autre robinet plus grand, d'un pouce » de diamètre, placé au côté opposé, servirait à l'usage » des personnes qui voudraient remplir des vases plus » grands tels que bouteilles, cruches. A la partie supé-

(1) **BRIART**. *Spa. Fontaine minérale du Tonnelet et ses propriétés médicinales*. Projet d'amélioration et d'embellissement présenté au gouvernement français et dédié aux buveurs d'eau. 1802 (cité d'après A. **BODY**. *Notices sur le nouvel établissement de bains de Spa*).

» rieure de la voûte sémisphérique qui contiendrait le
» gaz, il y aurait un robinet de deux lignes de diamètre
» *pour se procurer à volonté le gaz acide carbonique*
» *pour l'usage médical.* »

Dans une seconde brochure (1) publiée l'année suivante, Briart revient à la charge. Il cite les écrits de nombreux médecins qui expriment l'avis qu'on pourrait dans certaines maladies déterminées, retirer *d'heureux résultats des bains d'acide carbonique.*

En 1849, le docteur Th. Cutler (2) réclamait pour Spa un établissement pour les bains de boues et d'acide carbonique. « On ne saurait compter, écrit-il, le nombre
» prodigieux de malades atteints d'affections chroniques
» de la peau, d'ulcères, d'ankyloses, de sciatique, de
» paralysie, d'abcès atoniques, de carie, de névralgie, de
» rhumatisme et des maladies des articulations, défiant
» tous les efforts de l'art de guérir et qui seraient, les
» uns, totalement guéris, les autres puissamment soulagés par l'emploi des bains d'acide carbonique et des
» bains de boues à Spa. »

Depuis cette époque, à part le docteur J. Lezaack (3) qui préconise aussi les bains de boue minérale, aucun des auteurs qui ont écrit sur Spa ne fait mention de ces deux ressources thérapeutiques, les bains de boue et l'acide carbonique.

Remarquons, en passant, qu'il y a près d'un siècle que l'on a proposé pour Spa l'emploi des bains de boue et d'acide carbonique, bien longtemps avant que les villes d'eaux rivales n'eussent l'idée d'employer ces agents thé-

---

(1) BRIART. *Le trésor de la nature révélé par les eaux du Tonnelet.* 1803 (cité par A. BODY, *loc. cit.*).
(2) Dr TH. CUTLER, *loc. cit.*
(3) Dr J. LEZAACK. *Les eaux de Spa*, 1857 (collection Hetzel).

rapeutiques. En effet, l'emploi de l'acide carbonique
dans certaines villes d'eaux françaises (Saint-Alban,
Celles, Saint-Nectaire-le-Haus, Mont-Dore) ne remonte
pas au delà de 1834 ; dans les villes d'eaux allemandes,
l'emploi est encore plus récent, quoiqu'en dise le docteur
Herpin (de Metz) dans une courte notice publiée en 1855
sur le traitement par l'acide carbonique.

Pendant que Spa, comptant sur l'antique renommée
de ses eaux et de ses jeux publics, négligeait ces moyens
thérapeutiques, Vichy, Nauheim, Saint-Moritz, Bad-
Ems, Saint-Nectaire-le-Haut, Roehme, Kissingen, Franzensbad, etc., ont créé des installations spéciales pour
l'emploi des boues minérales et de l'acide carbonique.

On pourrait objecter que ces villes d'eaux peuvent à
la fois combiner le traitement par l'acide carbonique ou
les boues et le traitement par leurs eaux minérales.
L'objection n'est pas sérieuse ; en effet, il est certain que
beaucoup des affections énumérées plus haut comme
justiciables du traitement par l'acide carbonique et les
boues se rencontrent non seulement chez les individus
herpétiques et lymphatiques, mais souvent chez les individus dyspeptiques ou anémiques et « que la combinai-
» son du traitement local par le gaz carbonique avec des
» eaux remontantes dans le sens des *bicarbonatées ferru-*
» *gineuses* exerce alors une action très effective, très
» salutaire et souvent curative (1). »

D'ailleurs, l'installation à Saint-Moritz (eaux ferrugineuses bicarbonatées) de la balnéation par l'acide carbonique, prouve bien la possibilité de l'installer à Spa.

Nous possédons ici, des éléments suffisants pour faire

(1) DURAND-FARDEL. *Lettres médicales sur Vichy.* Paris, Baillière,
3e édition, page 73.

de notre ville d'eaux la plus importante des stations balnéaires du continent. Pendant de longues années, Spa a été le rendez-vous de l'Europe. Cette prépondérance était due non seulement à ses eaux ferrugineuses dont la supériorité sur toutes les eaux similaires n'est pas contestable ni contestée sérieusement (1), mais aussi à l'institution des jeux publics qui attiraient chaque année, une foule d'étrangers.

La ressource des jeux publics échappe pour toujours à Spa. Il n'y a pas, en effet, l'ombre d'une probabilité que l'on revienne jamais sur une mesure que tous les gouvernements ont prise dans un intérêt de moralité publique. Des anciennes villes de jeux, Monte-Carlo subsiste seule, et encore elle est elle-même menacée. En effet, il n'y a pas bien longtemps que les journaux ont parlé d'une entente des puissances européennes pour la suppression des jeux de la principauté de Monaco.

Les spadois peuvent donc faire leur deuil de l'institution des jeux publics. Ils sont supprimés et ils le resteront.

Voici d'autre part ce que disait Durand-Fardel (2) des eaux ferrugineuses en 1860 au temps où les jeux étaient florissants à Spa. Le délaissement de notre coquette

(1) *Analyse comparative des principales eaux ferrugineuses*.

1000 parties.	Température.	Acide carbonique.	Bicarbonate de fer.	Bicarbonate de sodium.
Spa (Pierre le Grand).	10,8 c.	2^{gr},552	0^{gr},196	0^{gr},122
Schwalbach.	9,2 c.	2^{gr},981	0^{gr},083	0^{gr},020
Pyrmont.	12,0 c.	2^{gr},395	0^{gr},077	—
Orezza.	15,0 c.	2^{gr},460	0^{gr},176	—
Saint-Moritz	5,23 c.	3^{gr},386	0^{gr},038	0^{gr},181

(Ces chiffres sont extraits des documents officiels les plus récents. Ils m'ont été fournis par la direction des villes d'eaux citées ci-dessus).

(2) DURAND-FARDEL. *Dictionnaire des eaux minérales.* Article *eaux ferrugineuses*, tome I, page 668. Paris, J.-B. Baillière, 1860.

ville d'eaux y est prévu et si nous n'y prenons garde, sa prédiction pourrait se réaliser : « Les eaux ferrugineuses » n'ont à agir que par le fer qu'elles contiennent ; elles » n'offrent guère à la thérapeutique qu'une formule de » plus à ajouter à toutes celles qui composent déjà la » médication ferrugineuse. Ce que l'on aurait à attendre » de l'usage thermal des eaux ferrugineuses, ce serait » une médication beaucoup plus complexe, empruntée » à la combinaison des éléments minéralisateurs unis au » fer, aux moyens hydrothérapiques entrant dans toute » médication thermale complète, aux conditions hygié- » niques que comporte habituellement une telle médica- » tion.

» Il est assez remarquable que les eaux minérales » ferrugineuses malgré leur grand nombre, bien que le » fer soit un des médicaments les plus usités et dont » l'indication se rencontre le plus communément, et bien » que les maladies où on l'emploie, soient fréquemment » d'une opiniâtreté désespérante, soient de toutes les » eaux minérales les moins recherchées.

» Si l'on en excepte Spa que la mode et l'agrément » du séjour désignent peut être plus encore que l'acti- » vité thérapeutique et encore Schwalbach, les eaux » minérales ferrugineuses sont généralement délaissées » alors même que la médication thermale jouit de la plus » grande faveur. »

Quel est le remède à cette situation ? Faire ce qu'ont fait Hombourg, Baden, pour ne citer que ces deux villes de jeux ; développer les installations balnéaires afin d'attirer une nombreuse clientèle de malades. Dans cet ordre d'idées, il conviendrait de joindre à nos moyens thérapeutiques (eaux minérales, hydrothérapie) des installations destinées à attirer chez nous une autre catégorie de malades que celle qui fait habituellement une cure à nos eaux. Les anémies et les chloroses, quelle qu'en soit la cause, sont justiciables de nos eaux, de notre hydrothérapie et de notre climat. Il conviendrait d'attirer avec chances de guérison ou d'amélioration, cette catégorie de malades qui vont chaque année, demander aux bains de boues de Saint-Amand, aux bains de « Moor » de Hombourg, Franzensbad, aux inhalations, déglutitions, bains et douches de gaz carbonique de Vichy, Saint-Moritz, Kissingen, Roehme, Nauheim, Ems, etc., le retour à la santé.

Que faut-il faire pour atteindre ce but? Utiliser les boues minérales de Nivezé et du Tonnelet et le gaz acide carbonique dont nos terrains et nos sources sont surchargées.

Voici de quelle manière, cette balnéation spéciale par l'acide carbonique est établie à Saint-Moritz (1). On verra par cette description qu'une installation similaire à Spa n'occasionnerait pas de fortes dépenses.

Saint-Moritz (Haute-Engadine), outre ses fontaines ferrugineuses et ses établissements hydrothérapiques, offre aux nombreux malades qui la fréquentent une autre ressource thérapeutique : le traitement par l'ingestion de gaz carbonique, du petit lait de chèvre et surtout de vache, par les bains gazeux généraux ou locaux et par les douches carboniques locales.

L'acide carbonique employé provient de la vieille

---

(1) La description de cette installation a été puisée dans l'ouvrage de ROTUREAU : *Principales eaux minérales de l'Europe*. Paris, 1864. Il n'en est plus parlé dans l'ouvrage de JACCOUD : *Station médicale de Saint-Moritz*. Paris, 1875, ni dans la brochure de A. HUSEMANN, professeur, à Coire : *Sources minérales et bains de Saint-Moritz*. Samaden, 1878.

source (die Altequelle). Voici la façon dont il est recueilli et employé. Un tube de fer blanc en forme de cône ayant sa partie évasée sur l'eau, sert à recueillir les gaz, qui, s'élevant de la source, sont conduits par un double tuyau dans deux petites pièces qui communiquent avec la buvette. Dans l'une de ces pièces, on trouve le tuyau destiné à l'ingestion du gaz et aux douches gazeuses locales ; dans l'autre, la boîte de bois où se prennent les bains gazeux généraux. La tête et la face sont, bien entendu, hors de l'appareil, et le cou des baigneurs est, comme à Nauheim, Kissingen, Marienbad, entouré d'une étoffe qui retient le gaz et l'empêche d'arriver aux organes respiratoires.

L'ingestion de gaz acide carbonique dans l'estomac, se fait comme dans les établissements où cette médication est suivie, c'est-à-dire que les malades ayant dans la bouche l'ajutage adapté au tuyau de caoutchouc, ouvrent le robinet dont il est muni et avalent le gaz par gorgées suivant les prescriptions données par le médecin.

Pour les douches locales, les malades placent devant le jet gazeux les parties du corps soumises au traitement. Voilà un exemple d'installations pour le traitement par l'acide carbonique. Il ne nous sera pas difficile de trouver un exemple d'installations de bains de boues. Nous avons deux villes d'eaux qui doivent presqu'uniquement leur célébrité à cette méthode hydrothérapique : Saint-Amand (France) et Franzensbad (Bohême). Nous choisirons cette dernière localité en raison de la qualité des boues qui y sont employées. Ce sont des boues ferrugineuses à peu près analogues à celles de Nivezé.

Nous ne dirons rien de la façon dont les boues sont recueillies et préparées. Ces détails sont consignés dans l'ouvrage du docteur Boschan (1) et dans le *Dictionnaire des eaux minérales* de Durand-Fardel (2). Nous dirons seulement quelques mots de l'installation des bains de boues ferrugineuses. Il y a deux établissements où se donnent ces bains. Le premier (doctor Loimann'sches Badehaus) contient **22** cabinets divisés en deux parties inégales ; dans l'une se trouve le bain de boue ; dans l'autre, le bain de *propreté* qu'alimente la Louisenquelle.

Suivant les besoins de la journée, on place une certaine quantité de boue desséchée dans une tonne et on y fait arriver de la vapeur d'eau afin de porter le mélange à la température de 100° C. La baignoire est placée sous cette tonne après qu'on y a versé un peu de boue fraîche, puis on y laisse tomber la quantité de boue échauffée de façon à avoir la température convenable. Pour un bain de boue entier de consistance moyenne, il faut de **80** à **90** kilogrs. de boue froide et chaude et **240** à **250** litres d'eau minérale. Il y a des bains entiers, des demi-bains et des bains partiels. Les demi-bains exigent **90** à **120** litres de boue liquide. Les bains partiels comprennent des bains de siège, de mains, de pieds.

Pour les bains locaux, on emploie la boue sous une forme un peu plus consistante, en cataplasmes soit immédiatement, soit entre deux linges.

Les bains s'administrent suivant la nature de la maladie, depuis 30° C. jusque 38° C. et même plus.

Les conclusions de ce travail découlent naturellement de tout ce que nous venons de dire. Sous peine de voir

(1) Dr BOSCHAN, *loc. cit.*
(2) DURAND-FARDEL, *loc. cit.* Tome I, article *Boues.*

décroître, chaque année le nombre d'étrangers et de malades, Spa doit nécessairement développer ses installations balnéaires. C'est pour notre ville d'eaux une question de vie ou de mort. Vichy, dont les installations sont si complètes et si variées, voit grandir, chaque saison, le nombre d'étrangers qui y viennent faire une saison de cure (1). Nous devons joindre à nos ressources thérapeutiques actuelles, des installations pour les bains de boues et le traitement par le gaz acide carbonique.

Les constructions nécessaires pour loger ces deux méthodes de balnéation n'exigeraient pas de gros capitaux. On pourrait les développer au fur et à mesure des besoins, c'est-à-dire suivant le nombre de malades dont les affections exigeraient ces moyens de traitement.

« *Pour récolter, il faut semer* », dit le proverbe. C'est en appliquant ce principe économique que Spa peut espérer voir renaître l'ancienne splendeur des saisons où la *roulette* faisait rage. C'est en faisant des sacrifices que notre ville d'eau reprendra, parmi les stations balnéaires, la place à laquelle lui donnent droit les magnifiques installations dont elle est pourvue, le charme de ses sites, la salubrité de son climat et la splendeur des fêtes qu'elle offre, chaque saison, aux étrangers.

(1) Le nombre d'étrangers venus à Vichy n'était en 1821 que de 355 ; en 1885, il était de 46,538.

FIN.

TABLE DES MATIÈRES.

FIN DE LA TABLE DES MATIÈRES.

www.ingramcontent.com/pod-product-compliance
Lightning Source LLC
LaVergne TN
LVHW050647060726
842527LV00004B/1518